DARM FIT – FETT WEG

MEIN WEG ZU EINEM GESUNDEN, SCHLANKEN
UND GLÜCKLICHEN LEBEN

Paul Enders

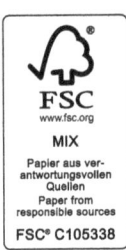

Bibliografische Information der Deutschen Nationalbibliothek:

Die Deutsche Nationalbibliothek verzeichnet diese Publikation in der Deutschen Nationalbibliografie; detaillierte bibliografische Daten sind im Internet über http://dnb.dnb.de abrufbar.

© 2015 Paul Enders

Herstellung und Verlag: BoD – Books on Demand, Norderstedt

ISBN: 978-3-7386-2550-9

Inhaltsverzeichnis

Vorwort 7

Diät? - war nicht geplant 11

Darm und Darmgesundheit 13

   Darmprobleme 20

      Chronischer Durchfall 20

      Reduzierte Aufnahme von Nährstoffen 22

      Selbstvergiftung 23

      Körpergeruch 24

      Übersäuerung und Darmgesundheit 25

   Fitness für den Darm 28

      Die Darmreinigung 29

         Unicity Paraway Plus 30

         Unicity Lifiber 33

         Unicity Aloe Vera 35

      Reduktion der Übersäuerung 38

      Vitalstoffe und Proteine 41

Gewichtsreduktion läuft nebenbei 45

Mein Programm 46

   Die eingesetzten Produkte 46

      Am Morgen 46

      Am Mittag 47

      Am Abend 47

      Über den Tag verteilt 47

   Die Ernährungsanpassung 48

      Frühstück 48

      Mittagessen 49

      Abendessen 49

      Zwischendurch 49

Nachwort 51

Bezugsquellen 52

Literaturverzeichnis 53

Vorwort

Lassen Sie es mich auf den Punkt bringen. Ich war immer fett. Es gibt keine Zeit in meiner Vergangenheit, an die ich mich erinnern könnte, wo ich nicht zuviel Gewicht mit mir herumtrug.

Ich war als Kind fett, als Teenager und als Erwachsener und ich weiß, es gibt kein Alter, in dem das »Fett-sein« nicht erhebliche Nachteile hätte. Als Kind gehänselt, als Teenager auch. Als dann die Hormone zu sprießen begannen - Sie können es sich wahrscheinlich vorstellen.

Als Erwachsener dann im Beruf nicht wirklich vorangekommen, oft von weniger qualifizierten Menschen überholt, bei Einstellungsgesprächen stromlinienförmigen Schönlingen unterlegen... Es macht keinen Spaß, fett zu sein. Das Schlimmste daran - die Haltung, welche sich bei mir einstellte; die Veranlagung, die schweren Knochen, die Eltern in der Erziehung, die vielen schlimmen Erfahrungen in der Kindheit - alles war schuld. Alles außer dem Menschen, der sich die verschiedenen Esswaren und zuckrigen Getränke in den Mund kippte: ich.

Eifrig gepflegt und stetig verbessert das Mantra »Ich fühle mich wohl, wie ich bin«. - Hätte ich nur einen Teil der Energie, welche ich verschwendete, um mir und dem Rest der Welt zu beweisen, dass ich mich »gut fühlte«, in Maßnahmen investiert, dass ich es wirklich tue, dann sähe ich heute anders aus und mein Leben wäre auch anders verlaufen.

Ich beschwere mich nicht. Heute weiß ich, dass ich mir alles selbst angetan habe. Ich übernehme die Verantwortung für die vielen vergeudeten Jahre, die Schädigung meiner Gesundheit und die vielen nicht erreichten Ziele und arbeite tagtäglich daran, mein Bestes zu tun, um die restlichen Jahre oder Jahrzehnte, die mir bleiben, schöner, glücklicher und gesünder zu gestalten.

Heute bin ich fast einen halben Doppelzentner leichter und auf dem besten Weg, auch die restlichen Kilos anzugehen. Viele Menschen haben mich in den letzten Tagen und Monaten gefragt, wie ich das geschafft habe, und ich denke, ich habe in meinem Leben noch niemals so viel Anerkennung und Zuspruch bekommen, wie jetzt, seit ich wieder in eine Kleidergröße passe, die man in der Kleiderabteilung jedes Modegeschäfts problemlos finden kann.

Inzwischen gibt es einige Menschen, die sich von mir inspirieren ließen und sich auch auf den Weg gemacht haben, ihr Gewichtsproblem anzugehen.

Ein lieber Freund, Leo, hat mir vorgeschlagen, meine Erfahrungen niederzuschreiben und so auch andere Menschen an meinem Erfolg teilhaben zu lassen und ihnen auch den Weg aufzuzeigen, den ich gegangen bin.

Das Spannendste an der ganzen Geschichte ist dabei, dass ich mir gar nicht bewusst war, dass ich eine Diät machte, als ich das Gewicht verlor. Eigentlich hatte ich ein ganz anderes Ziel und ich bin froh und glücklich, dass ich auch das erreicht habe.

Ich bin mir bewusst, dass, wie die Kölner sagen, »jeder Jeck anders ist«. Das kann bedeuten, dass mein Weg nicht der Ihre ist und Ihr Körper etwas ganz anderes braucht.

Ich kann Ihnen nichts versprechen, möchte Sie aber an meinen Erfahrungen und meinem Vorgehen teilhaben lassen, damit Sie eine Grundlage für eine Entscheidung haben, die Sie nach Möglichkeit mit einem Fachmann Ihres Vertrauens abstimmen sollten.

Viel Erfolg,

Paul Enders

Diät? - war nicht geplant

Hätte mir jemand gesagt, dass ich eine Diät machen sollte, hätte ich entrüstet abgelehnt. Natürlich hatte ich einige Extra-Kilos oder besser gesagt einige Dutzend Extra-Kilos, aber Diäten? Das war nichts für mich. Ich hatte schon dutzende Diäten in meinem Leben gemacht und jede davon endete damit, dass ich kurz danach schwerer war als vorher.

Eine Diät wollte ich um keinen Preis machen. Allerdings hatte ich ein großes Problem. Fast jeden Tag begann ich ganz »normal« (wenn auch mit erheblichem Übergewicht) und fühlte dann über den Tag hinweg, wie sich mein Bauch immer weiter aufblähte. Das ging so weit, dass Hosen, die am Morgen noch etwa 4 Zentimeter zu weit waren, bis am Abend so eng wurden, dass sie mich einschnürten.

Tatsächlich könnte man glauben, dass ich einfach zu viel aß. Dass dies nicht der Grund sein konnte, ließ sich relativ einfach nachweisen, weil sich der Blähbauch selbst dann einstellte, wenn ich einen Tag lang gar nichts außer Wasser zu mir nahm. Ich hatte ein Problem, und das Erste was ich versuchte, war ein Produkt, was ich in der Werbung gesehen hatte und was den Blähbauch reduzieren sollte. Tatsache war - außer dem Inhalt meines Geldbeutels reduzierten die Medikamente nichts, obwohl ich mich genau an die Einnahmevorschriften hielt.

Ich war verzweifelt und hätte wohl so ziemlich alles ausprobiert, wenn es nur die geringste Chance auf Erfolg gegeben hätte.

Wie so oft im Leben lief mir genau zu der Zeit ein Freund über den Weg und erzählte mir begeistert von seinen Erfolgen. Er erzählte mir, dass er dasselbe Problem (wenn auch in geringerem Maße) hatte, dies aber dank einiger pflanzlicher Präparate im Rahmen eines speziellen Ernährungsprogrammes in den Griff bekommen habe.

Der Freund sprach nur vom Darm - und keinen Moment von Diät oder Abnehmen - sonst hätte ich ihm womöglich nicht zugehört. In diesem Gespräch und auch danach habe ich enorm vieles über den Darm gelesen und möchte ihnen meine Erkenntnisse vorlegen:

Darm und Darmgesundheit

Manche Menschen tragen tagtäglich mehr als zehn Kilos alten, ausgetrockneten, oft seit Jahren in Darmtaschen eingelagerten Kot mit sich herum, der den Körper belastet und den Darm an einer optimalen Funktion hindert. Die meisten Menschen mögen nicht über ihren Darm nachdenken. Das Ganze scheint uns intim, schmutzig und unangenehm.

Der Mensch ist, was er isst. [1]

Wenn wir diese alte Weisheit etwas weiter denken, dann ist der Mensch nicht wirklich das, was er isst, sondern das – vom Gegessenen – was er im Darm aufnimmt. Würde man den Darm allerdings lediglich als eine Art Schnittstelle zwischen Nahrungsaufnahme und Körper sehen, so wäre dies zweifellos zu kurz gedacht.

---

[1] Ludwig Feuerbach

Unser Körper besitzt ausgehend vom Darm ein zweites Nervensystem, das so komplex ist, dass es auch »das zweite Gehirn« genannt wird. Es beinhaltet etwa 500 Millionen Neuronen, ist knapp zehn Meter lang und erstreckt sich von der Speiseröhre bis zum Anus. Das ist das »Gehirn«, das für Ihre Gier nach Süßem, Chips oder anderen Snacks verantwortlich ist, wenn Sie unter Stress stehen oder Ihnen langweilig ist.

In der Darmwand befindet sich das enterische Nervensystem, das die Verdauung kontrolliert. Immer mehr Studien weisen darauf hin, dass es einen maßgeblichen Einfluss auf unsere psychische und physische Befindlichkeit hat.

Das Darm-Gehirn ist unabhängig. Es empfindet und ist auch Ausgangspunkt dessen, was wir meinen, wenn wir von unserem Bauchgefühl sprechen. Es warnt uns vor Umweltbedrohungen, welche wir bewusst nicht oder kaum wahrnehmen und beeinflusst unsere entsprechenden Reaktionen. Das Darm-Gehirn ist das älteste Nervensystem überhaupt. Es ist schon bei den ersten Wirbeltieren vor über 500 Millionen Jahren nachweisbar.

In der Tat entspricht es gängiger Erfahrung, dass Darm-Gesundheit einen zentralen Einfluss auf das körperliche und psychische Wohlbefinden eines Menschen hat.

Der Darm wird vereinfacht gesagt in die Teile Dünndarm und Dickdarm unterteilt, wobei die Hauptaufgabe des Dünndarms die Aufnahme von Nahrungsbestandteilen ist, wohingegen der Dickdarm dafür zuständig ist, dem verbliebenen Nahrungsbrei Wasser zu entziehen und Abfallstoffe des Körpers einzubringen. Dabei gilt die Regel, dass der Darminhalt umso mehr ausgetrocknet und zusammengepresst wird, je länger er im Dickdarm verweilt.

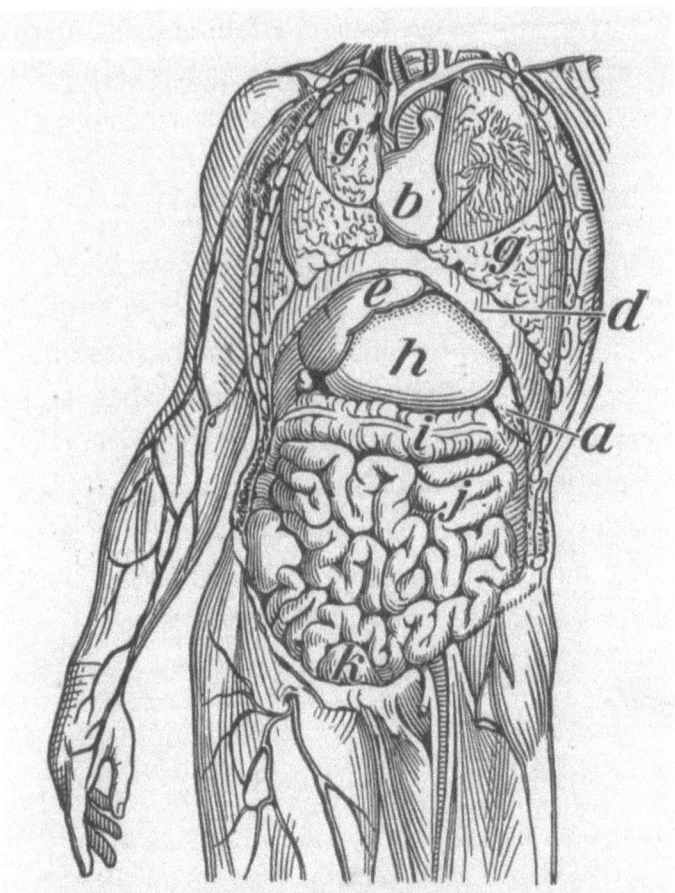

FIG. 52. — Front view of the viscera. *a*, spleen; *b*, heart; *d*, diaphragm; *e*, liver; *g*, lung; *h*, stomach; *i*, large intestine; *j* small intestine; *k*, bladder.

By Sue Clark (Flickr: View of Viscera Page 82) [Public domain], via Wikimedia Commons

In einem gesunden Darm hat dieser die Kraft, den gesamten Darminhalt in Richtung Anus zu transportieren. Leider ist davon auszugehen, dass die weitaus überwiegende Zahl der Menschen unter chronischer Verstopfung leidet. Damit ist nicht zwingend gemeint, dass sie nichts mehr ausscheiden würden. Die meisten Menschen haben entlang ihrer Dickdarmwände Ausbuchtungen und Taschen, welche sich durch die Ablagerungen im Verlauf der Zeit gebildet haben. Hier haben sie trockenen, hoch komprimierten Darminhalt eingelagert. Daneben haben sich auch Verschleimungen und Bewuchs von Verpilzungen und Fäulnisbakterien an den Darmwänden angelagert, die der Dickdarm alleine nicht mehr der Ausscheidung zuführen kann.

Es kommt immer wieder zu einem »Rückstau« der entsprechenden Stoffe in den Dünndarm, was dazu führen kann, dass auch dort die Darmwände zugekleistert werden und dadurch nur noch wenig oder gar keine Nähr- und Vitalstoffe aufnehmen können.

In der Tat kommt dies viel häufiger vor, als wir es gemeinhin annehmen würden. Das bedeutet aber auch, dass im Extremfall ein erheblicher Anteil der guten und gesunden Inhaltsstoffe, die dem Körper in Form von wertvollen Nahrungsmitteln oder zusätzlichen Vitalstoffen zugeführt werden, gar nicht aufgenommen werden können.

Es kommt zu einem Effekt, den verschiedene Marktteilnehmer selbstverständlich sehr schätzen: Dem Körper müssen immer mehr Medikamente, Vitalstoffe u.v.a. zugeführt werden, damit überhaupt noch etwas vom Körper aufgenommen wird. Genauso verheerend ist auch, dass ein Körper, der empfindet, dass gewisse Vitamine, Spurenelemente etc. in nicht ausreichender Menge vorhanden sind, mit Hungergefühl reagiert. Dies ist auch der Grund, weshalb Menschen, die zu viel essen – selbst wenn sie hauptsächlich »gesunde« Nahrungsmittel zu sich nehmen – trotzdem oft noch an einer Unterversorgung an bestimmten Vitalstoffen leiden.

Noch gefährlicher ist die Tatsache, dass durch die Fäulnisbakterien und Pilze Giftstoffe abgesondert werden, welche wiederum durch Vergiftungen und Erkrankungen Einfluss auf den ganzen Körper nehmen können. Peter Carl Simons hat dies in seinem Buch »Chlorophyll - Gesundheit ist grün«[2] anhand der Parodontose dargestellt.

---

[2] *Simons, Peter Carl: Chlorophyll - Gesundheit ist grün, 2015, BOD*

Man könnte nun davon ausgehen, dass man durch die Einnahme eines starken Abführmittels den Darm so richtig durchputzen könnte und damit alle Probleme behoben wären. In der Tat ist das ein Trugschluss. Abführmittel beruhen darauf, dass sie den Darm so lange reizen, Material auszuscheiden, bis die Mittel selbst wieder ausgeschieden sind.

Ein Lockern oder Auflösen der Anhaftungen an der Darmwand wird dagegen nicht oder nur in geringem Maße geleistet. Darüber hinaus führt eine häufige Einnahme herkömmlicher Abführmittel durch die dauernde Reizung des Darmes zu einer Schwächung, die in vielen Fällen zu einer Abhängigkeit führen kann.

Namhafte Forscher vertreten die Meinung, dass die permanente Überreizung des Darmes mit Abführmitteln die Ablagerung des Kots im Darm zusätzlich verstärkt, weil der überreizte Darm weniger Kraft zum Transport aufbringt.

Der einzig bekannte nachhaltige Weg zur Auflockerung und Ausscheidung der eingelagerten stark verdichteten Kotreste ist eine Darmreinigung. Sie wirkt als eigentliche Sanierungsmaßnahme für den Darm und hat dadurch mittelbar auch positiven Einfluss auf Gesundheit und Wohlbefinden.

Darmprobleme

Die Forschung ist erst gerade dabei, viele Zusammenhänge wiederzuerkennen, welche unseren Vorfahren und besonders den alten Heilern von Galen über Hildegard von Bingen bis hin zu Paracelsus oder Kräuterpfarrer Kneipp längst bewusst waren. Darunter befinden sich:

Chronischer Durchfall

Darmprobleme kommen in sehr unterschiedlicher Form vor. Eines der am häufigsten beobachteten Phänomene ist chronischer Durchfall. Dieser kann unterschiedliche Gründe haben. Er scheint sozusagen das Gegenteil der bereits beschriebenen Verstopfung zu sein. In Tat und Wahrheit ist oft das Gegenteil der Fall:

In den schleimigen oder verkrusteten Substanzen, welche die Darmwand oft bedecken, kommt es oft durch schädliche Bakterien oder gar Darmparasiten zu Reizungen, welche chronischen Durchfall auslösen können. Eine Vielzahl von Wurmarten finden im Darm, wenn darin alte Kotschichten oder Verschleimungen eingelagert sind, einen idealen Lebensraum, in dem sie sich vermehren und auch den Körper selbst angreifen können. Wenn im Rahmen einer Darmsanierung das alte, verweste Material ausgeschieden wird, werden im Normalfall auch die Schmarotzer ausgeschieden, und die Reizung, welche zum chronischen Durchfall führte, verschwindet oft innerhalb weniger Tage.

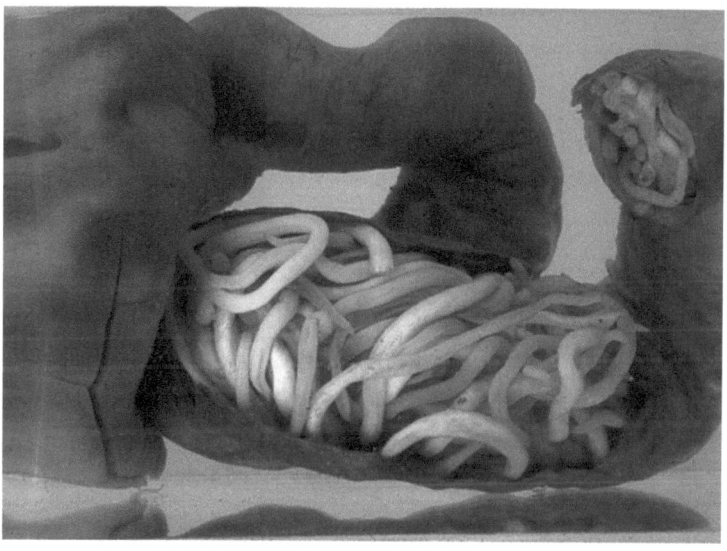

[[File:Piece of intestine, blocked by worms (16424898321).jpg|Piece of intestine, blocked by worms (16424898321)]]

Reduzierte Aufnahme von Nährstoffen

Die Aufnahme (oder Resorption) von Nährstoffen aus den zugeführten Nahrungsmitteln ist eine Hauptaufgabe des Darms. Durch die Anlagerung von Substanzen an der Dünndarmwand wird die Aufnahme reduziert. Davon am meisten betroffen sind die Makromoleküle von Proteinen (Aminosäuren), Vitaminen und Enzymen. Dies mag besonders ärgerlich sein, wenn jemand viel Geld in Vitaminpräparate, Enzyme und Spurenelemente oder Eiweißpräparate investiert.

In vielen Fällen kommt es am Beginn einer entsprechenden Mehreinnahme zu Verbesserungen des Befindens. Leider sind diese meist nur von kurzer Dauer, weil die Mehrzahl entsprechender Präparate (außer Spirulina- und Hefeprodukten) stark schleimbildend wirkt. Es beginnt ein Teufelskreis. Der Betroffene muss immer mehr Zusatzstoffe zuführen, um nur den aktuellen Stand zu halten. Zugleich führt aber beispielsweise die übermäßige Einnahme von ungeeigneten Eiweißpräparaten zu einer zusätzlichen Belastung und damit zu einer Schwächung der Verdauungsfunktion.

Es ist in Fachkreisen bekannt, dass die Zuführung aller bislang bekannten Vitamine, Pflanzenstoffe und Spurenelemente, selbst in hochdosierter Form, dennoch zu Mangelerscheinungen führen würde, da längst noch nicht alle in unserer Nahrung enthaltenen Vitalstoffe vollständig identifiziert und reproduziert wurden. Auch aus diesem Grund kann der einzig sinnvolle Weg nur der sein, die Möglichkeit der Aufnahme der benötigten Stoffe direkt aus der eingenommenen Nahrung durch eine Darmreinigung zu optimieren.

Abhängig von der Lebenssituation und dem gesundheitlichen Zustand einer Person ist es daneben wichtig, Mangelsituationen durch die gezielte Einnahme von benötigten Vitalstoffen vorzubeugen oder zu beheben.

Selbstvergiftung

Bleiben Kotreste über lange Zeit im Dickdarm, beginnen sie oft zu faulen und verwesen. Es kann zu einer hohen Konzentration schädlicher Bakterien kommen. Übermäßiger Fleischkonsum verschärft diese Entwicklung besonders. Die dabei freigesetzten Giftstoffe gelangen über den Blutkreislauf in den ganzen Körper und dort in jede einzelne Körperzelle. Diese Vergiftung kann den ganzen Organismus schwächen und verschiedene Krankheiten auslösen.

Wenn mit einer Darmreinigung die anhaftenden Kotreste aus dem Darm entfernt werden und der Darm wiederum zu einer normalen Funktionsweise kommt, lässt sich die Fäulnisbildung und Verwesung im Darm verhindern. Ein gesunder Darm scheidet seinen Inhalt aus, bevor er in Fäulnis und Verwesung übergehen kann.

Körpergeruch

Die bereits angesprochene Verwesung und Fäulnisprozesse in unserem Darm führen zu Körpergeruch. Wer seinen Körpergeruch trotz sorgfältiger Körperpflege nicht kontrollieren kann, leidet in den meisten Fällen an hochgradig fäulnisbildender Aktivität des Dickdarms.

Beispiele für weitere Erkrankungen und Verletzungen des Darms, welche durch eine sachgemässe Darmreinigung positiv beeinflusst werden, sind Hernien (Zwerchfellbruch, Leistenbruch) Hämorriden und andere.

Wer sich intensiver mit dem Thema Darmgesundheit auseinandersetzen will, der sei auf die Literaturliste im Anhang verwiesen. Die kurze, teilweise leicht vereinfachte Darstellung der Zusammenhänge in diesem Kapitel dient dazu, meine Überlegungen und Vorgehensweisen nachvollziehbar zu machen.

Übersäuerung und Darmgesundheit

Die meisten Autoren aber auch Anbieter von Darmreinigungsprogrammen gehen die beiden Themen Übersäuerung und Darmgesundheit getrennt an oder formulieren zumindest die Notwendigkeit, beide Themen gemeinsam anzugehen, nicht explizit.

Es ist unzweifelhaft so, dass Übersäuerung nicht nur Auswirkungen auf den Darm, sondern auf die Gesundheit des Menschen als Ganzes hat.

Übersäuerung bedeutet immer einen Angriff auf den Darm. Bei der Darmreinigung einen Ansatz zu wählen, der mit viel Aufwand die Gesundheit des Darmes aufbaut, ohne dabei auf die verheerende Wirkung von Übersäuerung Rücksicht zu nehmen, kann eigentlich keinen langfristigen Erfolg bringen. Entsprechend wichtig ist es, beide Themen gemeinsam anzugehen, wenn nicht eine bestehende Übersäuerung die Maßnahmen im Rahmen einer Darmreinigung torpedieren soll.

Dr. med. Robert Bachmann schreibt in seinem Buch »Natürlich gesund durch Säure-Basen-Gleichgewicht«:

> »Vor einem allzu großen Ansturm von Säure muss sich der Körper schützen. Er schließt gewissermaßen seine Schalter: Die Darmzotten nehmen einen übersäuerten Nahrungsbrei nicht auf und weisen der Lieferung unbearbeitet die Tür. Das bedeutet Durchfall. Jeder kennt ihn, wenn er zu viel unreifes Obst vertilgt hat. Diesen Schutz vor Säure sollten wir unter keinen Umständen verhindern, indem der Durchfall mit Medikamenten bekämpft wird! (...)
>
> In der normalen, gesunden Mikroflora siedeln Keime, die von Ballaststoffen leben und für die normale Dickdarmfunktion wichtig sind. Gelangen im Speisebrei jedoch noch unverdaute Kohlenhydrate und Eiweiße in den Dickdarm, so werden Keime gefüttert, die sich auf diese Nährstoffe spezialisiert haben. Sie vergären die Kohlenhydrate zu Säuren und Fuselalkoholen, zwei Substanzgruppen, die sich in ihrer Schädlichkeit für die Gesundheit gegenseitig zu überbieten suchen.«

Den ganzen Themenkreis Übersäuerung und Ausgleich des Säure-Basen-Spiegels darzustellen, würde den Umfang dieses Buches übersteigen. Wer mehr wissen möchte, findet im Literaturverzeichnis zahlreiche interessante Publikationen zum Thema.

Fitness für den Darm

Ich habe das Schlagwort »Darm-Fitness« bei einem Vortrag gehört und denke, dass es die zielführende Herangehensweise sehr gut beschreibt. Allerdings darf man sich diese Fitness nicht als ein exotisches Gymnastik-Programm vorstellen. Vielmehr geht es darum, den Darm dazu anzuregen, sich von Stoffen zu befreien, welche ihn in seiner Funktion behindern und ihm damit wieder die Beweglichkeit zu verschaffen, die er braucht, um unsere Verdauung und Gesundheit nachhaltig sicherzustellen.

Wenn ich meine Vorgehensweise darstelle, dann werde ich Ihnen auch die von mir eingesetzten Produkte und Hersteller benennen. Dies ist als Erfahrungsbericht zu sehen und nicht als Werbung oder Aufforderung, besagte Produkte zu erwerben oder einzunehmen. Ich bin überzeugt, es gibt für jede der genannten Anwendungen unzählige gute Alternativprodukte, die ich nicht selbst benutzt habe und über die ich deshalb nichts aussagen kann.

Die von mir durchgeführte Darmreinigung basierte im Wesentlichen auf drei Komponenten, welche jeweils mit einem oder mehreren Hilfsmitteln unterstützt wurden:

- Die eigentliche Darmreinigung (Kotreste, Verpilzungen, Fäulnisbakterien etc.)
- Die Reduktion der Übersäuerung
- Die Versorgung mit hochwertigen Vitalstoffen und Proteinen

Die Darmreinigung

Ziel dieser Komponente ist es, den Darm in Bewegung zu bringen, Verkrustungen zu lösen und den Darm aktiv zu reinigen. Dabei erfolgt eine Optimierung der Darmflora und durch eine Reaktivierung des Soffwechsels die Stärkung des Immunsystems.

Auch der Entgiftung kommt im Kontext des Darms eine sehr wichtige Rolle zu. Ziel ist dabei, alte Anhaftungen, welche durch Fäulnisbildung oder Verpilzung zu Erkrankungen, aber auch zu Körpergeruch und Durchfall führen können, zu beseitigen und womöglich vorhandene Parasiten abzutöten und auszuscheiden.

Eingesetzt habe ich drei Produkte des international aktiven Herstellers Unicity. Diese werden vom Hersteller als Set unter dem Namen Unicity Cleanse verkauft und bestehen aus den Produkten:

- Unicity Paraway Plus
- Unicity Lifiber
- Unicity Aloe Vera

Unicity Paraway Plus

Es handelt sich dabei um ein Nahrungsergänzungsmittel mit Süßungsmitteln und gemäß Packungsangaben mit den folgenden Zutaten:

Flohsamenschalenpulver, Guakernmehl, Maltodextrin, Fructo-Oligosaccaride, Apfel, Pektin, Orangen-Aroma, Citrus-Pektin, Hibiskusblütenpulver, Lifiber Kräutermischung 1.4% (Alfalfa-Pulver, Klettenwurzelpulver, Aloe Vera Blattextrakt, Cayenepfefferpulver, Gewürznelkenpulver, Maisgriffelpulver, Bockshornkleesamenpulver, Knoblauchknollenpulver, Ingwerwurzelpulver, Eibischwurzelpulver, Papayafruchtextrakt, Pfefferminz-Blattpulver, Kürbiskernpulver, Himbeerblätterpulver), Bananen-Aroma, Süßstoff: Sucralose, Süßholzwurzelpulver und dem Vermerk, dass das Produkt Spuren von Nüssen enthalten kann.

Grundsätzlich wird das vorliegende Produkt als eine Kombination von Wirkstoffen und Ballaststoffen eingesetzt. Zu Ballaststoffen schreibt Wikipedia.de in Bezug auf den Darm:

> *Die im Speisebrei vorhandenen Ballaststoffe sorgen durch ihre Fähigkeit, Wasser zu binden, für eine stetige Zunahme seines Volumens – ballaststoffreicher Speisebrei übt also zusätzlichen Druck auf die Darmwand aus und regt dadurch die Peristaltik an, was die Verweildauer ballaststoffreicher Kost im Darm (entgegen der im Magen) verkürzt.*
>
> *Kein höheres Tier besitzt eigene Enzyme zur Spaltung wasserunlöslicher Ballaststoffe, insbesondere Cellulose - dass diese Stoffe bei Wiederkäuern dennoch enzymatisch gespalten werden, liegt vielmehr an Mikroorganismen, die ihren Pansen besiedeln. Im Dünn- und auch im Dickdarm dagegen fehlen solche Bakterien, so dass wasserunlösliche Ballaststoffe den weiteren Verdauungstrakt praktisch unverändert passieren.*

Ein Teil der wasserlöslichen Ballaststoffe hingegen wird im Dickdarm noch einmal durch die dort anwesende Darmflora fermentiert, wobei unterschiedliche Mengen an teils geruchlosen Gasen wie z. B. Kohlenstoffdioxid, Methan und Wasserstoff, aber auch kurzkettige Fettsäuren (engl. SCFA (short chain fatty acids)) wie Acetat, Propionat und Butyrat entstehen, die gegenüber mittel- und langkettigen Fettsäuren eine Reihe von Besonderheiten aufweisen (siehe Fettverdauung) und, von der Dickdarmschleimhaut weitgehend resorbiert, zur Ernährung der Schleimhautzellen beitragen.

Einige Ballaststoffe sind pflanzliche Substanzen, die aus ökologischer Sicht Fraßfeinde abwehren sollen, so dass aus schlecht verdauten Ballaststoffen allerdings auch toxische Gärungsalkohole und biogene Amine entstehen können, die die Darmschleimhaut und die Immunabwehr schädigen.

Neben Wasser binden Ballaststoffe aber auch Mineralstoffe, Toxine, Gallensäuren sowie Mikroorganismen, die anschließend gemeinsam über den Stuhl ausgeschieden werden. Bei ausgewogener Mischkost stellt das kein Problem dar, bei separater Ballaststoffzufuhr jedoch kann längerfristig auch ein Mineralstoffmangel auftreten.

Im Rahmen einer Darmreinigung geht es darum, den Darm zu mobilisieren und zugleich Giftstoffe (welche beispielsweise auch im Rahmen von Verwesungs- und Fäulnisprozessen im Darm entstanden sind) auszuscheiden.

Unicity Lifiber

Unicity Lifiber fokussiert hauptsächlich den Themenkreis der Entgiftung. Entgiftung kommt im Kontext des Darms eine sehr wichtige Rolle zu. Ziel ist dabei, alte Anhaftungen, welche durch Fäulnisbildung oder Verpilzung zu Erkrankungen aber auch Körpergeruch und Durchfall führen können, zu beseitigen und womöglich vorhandene Parasiten abzutöten und auszuscheiden.

Unicity Paraway Plus ist gemäß Packungsbeschribung ein Nahrungsergänzungsmittel mit den Zutaten:

Knoblauchpulver, Gelatine-Kapsel, Walnusspulver, Kürbiskernpulver, Nelkenpulver, Salbeiblätterpulver, Betacarotin, Ysopblätterextrakt, Bockshornkleesamenpulver, Kamillenblütenextrakt, Schwarzes Pfefferpulver, Pfefferminzblätterpulver, Thymianblätterpulver, Fenchelsamenpulver, Thiaminnitrat und kann ebenfalls Spuren von Nüssen enthalten.

Der Inhaltsstoff Thiaminnitrat mag womöglich für manchen Leser nicht so einfach zuzuordnen sein. Die Seite Pharmawiki schreibt zu Thiamin: (Vitamin B1)

Thiamin (Vitamin B1) ist ein Wirkstoff aus der Gruppe der Vitamine, der als Cofaktor von Enzymen eine wichtige Rolle im Kohlenhydratstoffwechsel und im Nervensystem spielt. Die aktive Form des Vitamins wird als Thiaminpyrophosphat bezeichnet. Thiamin wird zur Vorbeugung und Behandlung eines Vitamin-B1-Mangels, bei Erkrankungen der Nervenzellen und als Nahrungsergänzungsmittel eingenommen. Unerwünschte Wirkungen sind aufgrund der grossen therapeutischen Breite kaum bekannt. Bei parenteraler Verabreichung können Überempfindlichkeitsreaktionen auftreten.

(…)

Thiamin spielt als Cofaktor (Coenzym) von Enzymen eine wichtige Rolle im Kohlenhydratstoffwechsel und im Nervensystem.

Es fällt schwer, Lifiber und Paraway Plus getrennt zu betrachen. Betrachtet man die Inhaltsstoffe aber genauer, so lässt sich deren Wirkung nicht so einfach aufteilen. Vielmehr unterstützen sich beide Elemente positiv und so wirkt Paraway Plus selbstverständlich auch auf die Mobilisierung des Darmes, wie sich Lifiber umgekehrt auch als Hilfe zum Abbau von Verkrustungen darstellt. Dies ist weder überraschend noch negativ zu werten, hat doch das ganze Programm das Ziel, die Darmgesundheit aufzubauen und zu fördern.

Unicity Aloe Vera

Aloe Vera wird seit über sechstausend Jahren von Menschen zur Heilung von Gebrechen und Krankheiten, aber auch im Rahmen des Erhaltes und der Wiederherstellung von Schönheit und Gesundheit eingesetzt.

Der Autor Peter Carl Simons hat in seinem Buch: »Aloe Vera - 6'000 Jahre Medizingeschichte können sich nicht irren: Was Ihnen die Pharma-Industrie nicht erzählt - aber schon zu Kleopatras Zeiten jedes Kind wusste« ein eindrückliches, einfach zu lesendes Porträt dieser Pflanze und ihrer Anwendungsbereiche geschrieben.

Im Rahmen der Darmreinigung kommt dem enthaltenen Stoff Acemannan eine zentrale Bedeutung zu. Simons schreibt dazu:

> *Die Aloe enthält ein breites Spektrum für unseren Körper wichtige Kohlenhydrate wie Aldopentose, Galaktose, Glucuronsäure, Glukose, Mannose, Rhamnose, Xylose und Zellulose. Einer der für unseren Körper wichtigsten Stoffe ist dabei Acemannan.*

> *Dieser Inhaltsstoff wird von Forschern als ein möglicher Wirkstoff im Kampf gegen das HI-Virus und gegen gewisse Krebsarten gesehen. Beide Anwendungsgebiete sind noch Teil der Forschung und bestenfalls als Möglichkeiten zu sehen. Was dagegen von führenden Wissenschaftlern klar dargelegt wird, ist eine Förderung der Zellatmung, welche wiederum den gesamten Stoffwechsel, aber auch die Entgiftung des Körpers positiv beeinflusst.*

> *Ebenfalls dokumentiert ist eine darmreinigende Wirkung, verbunden mit dem Aufbau einer gesunden Darmflora. Dadurch können Nährstoffe besser aufgespalten und über die Darmwand aufgenommen werden.*

Durch die Steigerung der Zellaktivität stärkt Acemannan die natürlichen Abwehrkräfte und bewirkt eine höhere Verteidigungsbereitschaft des Körpers gegen Parasiten, Viren, Bakterien und Pilzen. Aus diesem Grund sollte Aloe auch immer Bestandteil einer Darmreinigung sein.

Im Unicity Cleanse Set enthalten ist Unicity Aloe Vera, ein Nahrungsergänzungsmittel mit den Zutaten gemäß Deklaration:

Aloe vera Blattextrakt, Hydroxypropyl-Cellulose-Kapsel, Trennmittel: Silicumdioxid ein. Auch hier der Vermerk auf die Möglichkeit, dass das Produkt Spuren von Nüssen enthalten kann.

Grundsätzlich kann man die Inhaltsstoffe so zusammenfassen, dass es ein Aloe Vera Blattextrakt als einziger Wirkstoff (in einer Kapsel als Darreichungsform) ist.

Reduktion der Übersäuerung

»Sauer macht lustig«. Das besagt zumindest ein geflügeltes Wort. In Wirklichkeit ist es aber vielmehr so, dass die Mehrheit der Menschen an Übersäuerung leidet.

Eines der größten Probleme bei einer Übersäuerung ist die Verstopfung der Dünndarmzotten. Säurehaltige Nahrung frisst regelrecht Löcher in die Darmzotten des Dünndarmes. Eine durchlöcherte Dünndarmschleimhaut bildet aber kein gesundes Blut mehr, was zu schwerwiegenden Problemen führen kann. Die Säuren verstopfen den Darm, es kommt zu Fäulnisbildung und einer Blockade der Dünndarmschleimhaut. Diese kann ihre wichtige Funktion in der Bildung von Blut nicht mehr wahrnehmen.

Peter Carl Simons schreibt in seinem Buch »Chlorophyll - Gesundheit ist grün: Das grüne Blut - ein entscheidender Gesundheitsfaktor und Energie-Lieferant« zum Thema Chlorophyll im Zusammenhang zur Übersäuerung Folgendes:

Es ist längst bekannt, dass die Mehrheit der Menschen in unserem Kulturkreis unter teils erheblicher Übersäuerung leidet. Einerseits nehmen wir immer mehr Lebensmittel zu uns, die zur Übersäuerung des Körpers führen, andererseits enthalten selbst Obst und Gemüse längst nicht mehr dieselben basischen Werte wie früher. Die hohen Abgase der Industrie führen zum bekannten »sauren Regen«, der die Produkte der Landwirtschaft beeinträchtigt und manche regelrecht versauert.

In Kombination mit der Tatsache, dass wir immer weniger Sport treiben, der überschüssige Säure durch Schweiß reduziert, verursacht dies bei der Mehrheit der Menschen eine starke Übersäuerung.

Chlorophyll hat eine positive Auswirkung auf den Säure-Basen-Haushalt. Damit es seine optimale Wirkung entfaltet, empfiehlt die Mehrzahl der Fachleute, es über den Tag verteilt einzunehmen.

Im Rahmen meiner Kur habe ich Unicity Super Green eingenommen. Es handelt sich dabei im Wesentlichen um Chlorophyll.

Chlorophyll hat in der Tat verschiedene sehr positive Einflüsse auf unseren Körper. Die Schweizerische Vereinigung für Vegetarismus schreibt dazu auf ihrer Webseite:

Als Erstes wirkt Chlorophyll Säure-Basen-ausgleichend. Gewisse Teile des Körpers müssen im basischen Bereich sein. Wenn wir im pH-Wert (potentia = Kraft; Hydrogenium = Wasserstoff) eine Skala von 1 bis 14 haben, so ist 7 neutral. Das Blut jedoch muss bei einem Wert zwischen 7,43 bis 7,45 liegen. Darüber oder darunter ist der Körper in ernsthafter Gefahr. Das ist sehr wenig Toleranz. Eine Abweichung gleicht der Körper mithilfe von basischen (wie z.B. Kalzium) oder sauren Mineralien aus. In den allermeisten Fällen werden basische Mineralien benötigt, da der grösste Teil der Zivilisationsnahrung säurebildend ist. Diese Mineralien holt er sich aus den Zähnen. Plaque, Karies und Paradentose sind die Folgen. An den Knochen baut sich der Körper die benötigten Mineralien ebenfalls ab. Dies führt dann zu Osteoporose. Der Körper fängt an, sich selber abzubauen, um die Hauptaufgabe erfüllen zu können – nämlich zu leben.

Die chemische Zusammensetzung des Chlorophylls ist mit jenem des Hämoglobins fast identisch. Hämoglobin ist der rote Farbstoff des Blutes. Der große Unterschied ist, dass der zentrale Kern des Chlorophylls aus Magnesium besteht und der des Hämoglobins aus dreiwertigem Eisen. Eisen ist aber ebenfalls im Chlorophyll enthalten und kann sehr schnell mit dem Magnesium ausgetauscht werden. Was dann daraus entsteht, ist Blut. Das Blattgrün ist tatsächlich blutbildend.

Man kann sicher festhalten, dass Chlorophyll, wie auch die meisten anderen eingesetzten Stoffe, nicht nur auf den Darm, sondern auf den ganzen Körper positive Auswirkungen haben, welche im Rahmen der Darmreinigung quasi einen positiven Nebeneffekt darstellen. Wie das Thema »Übersäuerung« sich auf den gesamten Körper auswirkt, so wirkt auch ein Abbau dieses Problems wiederum positiv auf den gesamten Körper.

Vitalstoffe und Proteine

Die Versorgung mit pflanzlichem Eiweiß ist ein Kernthema im Zusammenhang mit für den Körper anspruchsvollen Prozessen, wie beispielsweise einer Darmreinigung. Namhafte Fachleute empfehlen inzwischen eine tägliche Einnahme von 1-2g Eiweiß pro Kilogramm Körpergewicht und Tag. Für einen Menschen von 80 kg würden das zwischen 80 und 160g reines Eiweiß am Tag bedeuten. Eiweiß hat dabei nicht nur einen nährenden Aspekt, vielmehr ist es auch Kernbestandteil jeder einzelnen Zelle. Gerade wenn wir durch eine Veränderung unserer Lebensgewohnheiten auch unseren Körper auf zellulärer Ebene »umbauen«, ist es von grundlegender Bedeutung, dass die dazu benötigten Eiweißbausteine vorhanden sind.

Von genauso großer Bedeutung ist die ausreichende Versorgung mit Vitaminen, Mineralien und Spurenelementen. Seit ich gelesen habe, dass die meisten Menschen in unserem Kulturkreis an verschiedenen Vitalstoffdefiziten leiden und welche Auswirkungen dies hat, bin ich gerade diesbezüglich besonders aufmerksam.

Das Bild eines Baumeisters, der ein Haus bauen will und dazu alle Bestandteile im Überfluss hat, aber leider keinen Mörtel, trifft es wohl ganz gut. Der ganze Bau steht still und wichtige Abläufe können nicht stattfinden. Wenn dies im Körper passiert, kann man sich vorstellen, welch gravierende Auswirkungen ein Vitalstoffmangel auf Dauer haben kann. Außerdem habe ich herausgefunden, dass die Angaben zur Tagesdosis auf Nahrungsmitteln meist als Mindestmengen zu verstehen sind. Wenn also 20% der empfohlenen Tagesdosis vermerkt ist, so heißt das in Wirklichkeit: 20% der Mindestdosis, um bei langfristiger Unterschreitung nicht krank zu werden.

Auch unser Körper weiß dies und schreit solange nach Nahrungsmitteln, bis das entsprechende Defizit ausgeglichen ist. Tatsächlich habe ich keine Heißhungerattacken mehr, seit ich regelmäßig Vitalstoffe und Eiweiße einnehme (auch nach der Darmreinigung).

Eingesetzt habe ich Unicity Complete Vanilla. Dieses enthält gemäß Produktinformation die folgenden Inhaltsstoffe:

- Energie 156 kcal / 656 kJ
- Eiweiß 20 g
- Kohlenhydrate 8 g
- Fett 4 g
- Ballaststoffe 4 g
- Natrium 0,26 g
- Vitamin A 1.500 µg-RE
- Vitamin B1 1,5 mg
- Vitamin B2 1,7 mg

- Vitamin B6 0.6 mg (46%*)
- Pantothensäure 2,4 mg (40%*)
- Folsäure 400 µg
- Niacin 20 mg-NE
- Vitamin B12 6 µg
- Vitamin C 60 mg
- Vitamin D3 10 µg
- Vitamin E 60 mg α-TE
- Biotin 300 µg
- Calcium 350 mg
- Eisen 18 mg
- Magnesium 140 mg
- Zink 15 mg
- Kupfer 2mg
- Mangan 2 mg
- Chrom 120 µg
- Kalium 320 mg
- Jod 173 µg

Gewichtsreduktion läuft nebenbei

Wie bereits gesagt, habe ich die Darmreinigung niemals mit dem Ziel einer Gewichtsreduktion in Angriff genommen. Das hatte für mich den Vorteil, dass ich relativ unbelastet vorgehen konnte und keine Erwartungshaltung an Gewichtsreduktion und Ähnlichem hatte. Tatsache ist, dass mir die doch erhebliche Gewichtsreduktion erst nach einiger Zeit auffiel, als meine Hose immer lockerer sass und ich erst dann überhaupt begann, mich öfters zu wiegen.

Konkret habe ich in den 30 Tagen des Darmreinigungsprogramms etwa 12 Kilos abgenommen und in der Folge - sei es nun durch einen besser arbeitenden Darm oder durch einen anderen Umgang mit Ernährung - noch einmal das Zweieinhalbfache. Für mich ganz speziell auch: Ich fühle mich auch am Abend nicht mehr aufgebläht und schlafe viel besser. Also auch diesbezüglich habe ich das Ziel vollkommen erreicht.

Mein Programm

Der Erfolg der eingesetzten Kur beruht zum Einen auf den eingenommenen Produkten und andererseits auf einer angepassten Ernährung. Ganz besonderen Wert sollte man darauf legen, nicht zwischen den Mahlzeiten zu essen. Wasser ist ok, aber es sollten keine weiteren Nahrungsmittel eingenommen werden, um den Verdauungsprozess nicht zu stören. Allein diesen Verzicht auf ein »Essen zwischendurch« zu fixieren (was bei dreißig Tagen durchhalten der Fall ist), beeinflusst das Körpergewicht positiv. Konkret war meine Umsetzung die folgende:

Die eingesetzten Produkte

Am Morgen

- Unicity Paraway Plus: vom 1.-10. Tag täglich 1 Kapsel vor dem Frühstück, danach vom 11.-30. Tag jeweils 2.

- Unicity Lifiber: etwa eine halbe Stunde nach Paraway Plus täglich 1 Messlöffel mit 250 ml Wasser angerührt, gut schütteln und gleich konsumieren.

- Unicity Complete Vanilla: 2 gestrichene Messbecher in 4-5 dl Wasser oder Naturejogurt aufgelöst als Frühstück.

Am Mittag

Keine speziellen Produkte, wer möchte, kann eine weitere Portion Unicity Complete Vanilla statt einer Mahlzeit als Shake einnehmen.

Am Abend

Unicity Aloe Vera: vom 1.-10. Tag täglich 1 Kapsel zum Abendessen, danach vom 11.-30. Tag jeweils 2.

Über den Tag verteilt

Lösen Sie einen Messöffel von Unicity Super Green in 2 Liter Wasser auf und trinken Sie die Flüssigkeit über den ganzen Tag gleichmäßig verteilt.

Die Ernährungsanpassung

Wenn es darum geht, den Darm zu reinigen, ist es wichtig, den Darm zu entlasten und die Verpilzungen und Fäulnisbakterien, die wir entfernen möchten, nicht durch zusätzliche Stoffe, die wir konsumieren, zu ernähren. Aus diesem Grund ist eine leichte Ernährungsanpassung notwendig. Da diese aber nur 30 Tage dauert, sollte es mit etwas Disziplin - besonders wenn ein entsprechender Leidensdruck vorliegt - möglich sein, diese Kur durchzuhalten.

Ernährung meint immer auch Getränke. Versuchen Sie in den 30 Tagen möglichst auf alle Süßgetränke, kohlensäurehaltige Getränke und Kaffee zu verzichten, um Ihren Körper möglichst nicht weiter zu übersäuern.

Frühstück

Außer den bereits genannten Produkten (insb. Unity Complete) wird nichts gegessen. Die Nährstoffe im Produkt haben verhindert, dass ich hungrig war. Vielmehr fühlte ich mich sehr energiegeladen.

Mittagessen

Zum Mittagessen sollten Sie eine kleine Portion essen. Füllen Sie ihren Teller etwa zur Hälfte und lassen Sie Kohlenhydrate weitgehend weg. In vielen Gemüse, Früchten etc. befinden sich auch Kohlenhydrate, diese sind erlaubt. Verzichten Sie aber auf zusätzliche Kohlenhydrate wie Teigwaren, Reis, Kartoffeln oder Brot und alle Arten von Zucker und Stärke. Essen Sie hauptsächlich mageres Fleisch (oder Fisch), Gemüse und Salat. Vegetarier können statt Fleisch auch Alternativprodukte einsetzen, welche einen hohen Eiweißanteil enthalten. Beachten Sie aber, dass viele vegetarische und vegane Produkte extrem hohe Kohlenhydratanteile aufweisen. Diese sollten Sie meiden.

Abendessen

Es gilt dasselbe wie beim Mittagessen.

Zwischendurch

Verzichten Sie auf alle Snacks und Kleinigkeiten zwischen den Mahlzeiten. Nach jeder Mahlzeit sollten Sie mindestens 4 Stunden lang nichts mehr essen (und auch nur Wasser ohne Kohlensäure trinken).

Nachwort

Ich bin kein Ernährungsfachmann, Arzt oder sonst in irgendeiner Form medizinisch ausgebildet. Alle meine Angaben beruhen auf meinen eigenen Erfahrungen und dem, was ich durch umfangreiche Lektüre gelernt habe. Dies bedeutet natürlich, dass ich auch keine Beratung oder gar irgendwelche medizinischen Auskünfte anbiete. Dazu gibt es sehr gute Fachleute. Mit meinem Buch möchte ich Sie einfach inspirieren, Alternativen zu prüfen und mit Fachleuten Ihres Vertrauens zu besprechen. Gemeinsam werden Sie herausfinden, ob der vorgestellte Weg für Sie der richtige ist.

Ich wünsche Ihnen in jedem Fall viel Erfolg und den Mut, ehrlich mit sich selbst zu sein.

Ihr Paul Enders

Bezugsquellen

Die genannten Unicity-Produkte lassen sich bei lokalen Unicity-Partnern erwerben. Sollten Sie keine kennen, schreiben Sie mir. Ich schicke Ihnen gern die Produktliste und die Anschrift eines passenden Anbieters zu, der das Buch kennt:

darmreinigung.enders@gmail.com

Literaturverzeichnis

- Auer, Dr. med. W.: Übersäuerung - die stille Gefahr, 2002, Kneipp-Verlag

- Bachmann, Dr. med. R. M.: Natürlich gesund durch Säure-Basen-Gleichgewicht. Mit ihrem persönlichen 7-Tage-Programm zur sanften Entsäuerung, 2001, Trias, 2. Auflage

- Bankhofer, Prof. H.: Aloe Vera - Die Pflanze für Gesundheit, Vitalität und Wohlbefinden, 2013, Kneipp Verlag, 6. Auflage

- Dahlke, R.: Fasten Sie sich gesund - Das ganzheitliche Fastenprogramm, 2004, Irisana

- Dahlke, R., Ehrenberger, D.: Wege der Reinigung - Entgiften, entschlacken, loslassen, 2002, Heyne, 2. Auflage

- Enders, J.: Darm mit Charme, 2014, Ullstein

- Frauwallner, A.: Was tun, wenn der Darm streikt? - Probiotika sinnvoll einsetzen, 2012, Kneipp-Verlag

- Kraske, Dr. med. Eva-Maria: Säure-Basen-Balance, 2008, Gräfe und Unzer, 5. Auflage

- Lohmann, M.: Der Basen-Doktor. Basische Ernährung: gezielte Hilfe bei den häufigsten Beschwerden, 2013, Trias, 2. vollst. überarb. Auflage
- Gill, T.: Lieber schlank als sauer - Gesund ins Gleichgewicht mit der Säure-Basen-Diät, 2012, Amazon Distribution
- Gray, R.: Das Darmheilungsbuch - Gesundheit durch Kolon-Sanierung, 2011, Trias
- Jester, F.: Arginin, OPS und Entsäuerung - Power-Nährstoffe und Methoden für ein langes und gesundes Leben, 2013, Selbstverlag
- Opitz, Ch.: Befreite Ernährung - Wie der Körper uns zeigt, welche Nahrung er wirklich für Gesundheit und Wohlbefinden braucht, 2013, Hans-Nietsch-Verlag, 5. Auflage
- Schneider, G. W.: Biotop Mensch - Liebe Deine Darmbakterien, 2014, Biotop Mensch, 7. Auflage
- Thust, Th. M., Schlett, Dr. med. S.: Entgiften & entschlacken, 2006, Gräfe und Unzer
- Treutwein, N.: Übersäuerung - krank ohne Grund?, 2005, Weltbild
- Vollmer, J.B.: Gesunder Darm, gesundes Leben, 2010, Knaur

- Wacker, S., Wacker, Dr. med. A.: 300 Fragen zur Säure-Basen-Balance, 2013, Gräfe und Unzer, 2. Auflage